AF315451

# DU TRAITEMENT

## DES

# SOURDS-MUETS.

Ic 42

# DU TRAITEMENT

## DES

# SOURDS-MUETS,

PAR

### ÉMILE DELEAU,

Docteur en Médecine de la Faculté de Paris.

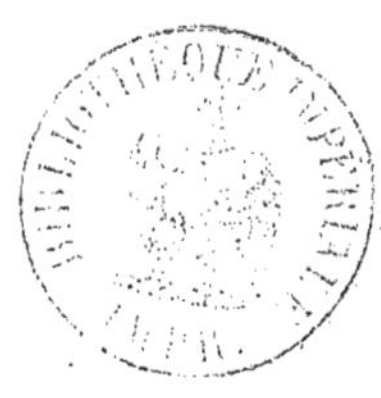

BIBLIOTHÈQUE IMPÉRIALE

## PARIS.

RIGNOUX, IMPRIMEUR DE LA FACULTÉ DE MÉDECINE,
rue Monsieur-le-Prince, 31.

## 1853

# DU TRAITEMENT

## DES

# SOURDS-MUETS.

En choisissant pou r sujet de ma thèse inaugurale le traitement qu'on doit faire subir aux sourds-muets atteints de lésions de l'oreille moyenne, je n'ai pas la prétention de transcrire ici des observations de guérisons qui soient le résultat de ma pratique. Comme on doit bien le penser, jusqu'à l'époque de ma réception au doctorat, j'ai dû ne me livrer qu'à l'étude générale de l'art de guérir.

Seulement je viens prouver, et, plus que tout autre, je suis à même de le faire, que beaucoup de sourds-muets sont susceptibles de guérison ; plusieurs ont été mes condisciples dans ma première jeunesse, j'ai étudié avec eux. Je considère donc que c'est pour moi un devoir d'en parler, afin d'attirer l'attention sur les études rationnelles suivies par mon père avec la plus active persévérance. Je crois aussi devoir réclamer de mes anciens maîtres toute leur sollicitude sur le sort de beaucoup de sourds-muets susceptibles de guérison et d'instruction.

Ces infortunés, considérés comme des êtres imperfectibles, séparés les uns des autres, abandonnés à leur propre instinct pendant des siècles, n'ont ni fixé l'attention de leurs familles, ni attiré les soins des savants, et conséquemment, les bienfaits si incontestables et aussi sûrs que précieux de la chirurgie leur avaient été re-

fusés. Fait éminemment remarquable, l'instruction vint la première soulager leurs maux. Les efforts de la nature firent soupçon-
ner, quelques siècles plus tard, que l'art chirurgical pouvait venir
à leur secours ; ce fut véritablement l'époque de l'attention, qui pré-
cède d'ordinaire celle de l'observation.

Cette époque, dans les sciences comme dans les arts, est celle de
la nature bienfaisante, on pourrait même dire l'époque de la Divinité qui pourvoit merveilleusement à l'acquisition de nos connaissances et à la guérison de nos infirmités.

Bientôt l'empirisme apparut : il devint l'époque des premiers
efforts de l'homme ignorant encore, mais qui prévoit déjà l'utilité
de ses essais. Quel retard lent, hélas ! pour les sourds-muets ! Leur
sensibilité physique fut longuement mise à l'épreuve ! Pendant des
siècles, on ne peut en accuser que l'impuissance de l'art ; mais aujourd'hui le blâme retombe sur des hommes qui, cette expression
nous est pénible, par ignorance ou par paresse, reculent encore la
date de certitude dans le diagnostic et dans le traitement chirurgical de la surdi-mutité.

Ces assertions, j'ose l'espérer, seront démontrées par la lecture de
ma thèse.

En l'an 1702, la ville de Chartres a fourni l'exemple d'une surdi-
mutité guérie par les seuls efforts de la nature, toujours puissante
quand elle agit par ses propres forces. Ce fut un chirurgien de cette
ville, Félibier, qui communiqua l'observation à l'Académie des
sciences de Paris ; elle fut très-incomplétement recueillie, comme on
doit bien le penser ; à cette époque, la chirurgie auriculaire n'avait
fait aucun progrès.

L'ouvrage de Leschevin n'avait pas encore paru, et celui de Du-
verney, publié en 1683, était peu connu. Au surplus, Félibier n'eût
recueilli aucun fruit de la lecture de ces deux ouvrages, où il n'est
aucunement question de la surdi-mutité.

Voilà bien l'époque que j'ai nommée celle de la Divinité ; on classa
cette guérison parmi les miracles. Nous pensons qu'il en fut de

même de celles que rapportent plusieurs auteurs, entre autres une relatée par Lebouvyer-Desmortiers.

L'origine de l'époque des empiriques date probablement d'un fait assez curieux, observé à Grenoble, par un médecin nommé Des Grands-Prés. Un jeune berger sourd-muet reçut à l'occiput un coup de bâton qui lui fractura l'os en plusieurs endroits ; toutefois cette plaie, traitée par un chirurgien, fut heureusement cicatrisée. A mesure que la guérison faisait des progrès, le sens auditif recouvrait l'exercice de ses fonctions, tellement que le berger parvint à entendre et à parler.

Certes, et il faut en convenir, ce fait était encourageant pour tenter la guérison d'individus atteints de surdi-mutité. En effet, c'est ce qui arriva : les exutoires, le dépouillement du cuir chevelu, le feu sous toutes les formes, furent mis en usage, sans distinction d'âge, de sexe, du degré d'ouïe qui restait encore à quelques sourds-muets, et surtout sans examen de l'organe auditif ; enfin l'empirisme non raisonné fut suivi jusqu'à nos jours, comme si nous étions encore à l'origine de la chirurgie ; et dans ces derniers temps, n'a-t-on pas vu essayer les *huiles*, les *teintures* d'*aconit* et le *magnétisme* ? Vous, Messieurs, qui avez assisté à l'emploi des moyens rationnels de diagnostic mis en usage par mon père depuis l'année 1820, ne seriez-vous pas véritablement indignés de voir sous vos yeux employer de tels arcanes ?

En écrivant sur un sujet qui est devenu une spécialité médicale, j'ai su d'avance que je n'obtiendrais pas l'assentiment de tous les médecins ; je n'ignore pas qu'il en existe qui prétendent ne rien ignorer, et qui vont même jusqu'à croire qu'ils pratiquent toutes les opérations chirurgicales avec la même dextérité. Le croira-t-on, ces personnes *privilégiées* critiquent fréquemment les médecins qui veulent bien concentrer tout l'ensemble de leurs facultés sur une branche de l'art de guérir.

A la suite de conversations, dans les hôpitaux de Paris, sur le traitement des maladies de l'oreille, un médecin distingué de

Bruxelles a écrit, dans une brochure publiée en 1845, à l'occasion d'une excursion médicale faite en France, les lignes suivantes :

« Me dira-t-on pourquoi *tout médecin qui se respecte un peu* rougirait d'avouer qu'il s'est occupé des maladies de l'oreille ? Pourquoi l'on n'en parle dans les cours et dans les traités de chirurgie que pour ne point laisser de lacunes ? Serait-ce que la chose n'en vaut pas la peine ? Mais le sens de l'ouïe est sans contredit le plus important, c'est le sens éminemment social et progressif, celui sans lequel l'homme reste isolé au milieu de la société ; et quant à son influence sur le bonheur individuel, consultez le sourd et l'aveugle, et voyez lequel des deux est le plus affligé de son infirmité. Serait-ce pour les difficultés que présente le manuel opératoire ? Un pareil motif ne peut être admis maintenant. Ai-je profané ma toge doctorale ? Jugez-en ; mais au moins ce n'est pas ainsi que j'ai compris mes devoirs de médecin, et au risque de me voir relégué parmi les spécialistes. »

Les prétendus *encyclopédistes*, qui veulent amoindrir les talents des spécialistes, réclament tous les jours leurs soins soit pour eux, soit pour leurs enfants. En effet, le D<sup>r</sup> Delstanche, l'auteur des lignes que je viens de citer, disait encore, dans une conversation générale : « Quelques-uns d'entre vous, Messieurs, ont recouvré l'ouïe par les soins du D<sup>r</sup> Deleau, et par lui ils ont pu continuer la pratique de l'art de guérir. » Il aurait pu, et ce n'eût été que justice, ajouter : « Vous qui blâmez les spécialistes, citez-moi une cure en chirurgie plus belle et plus éminente que celle-ci extraite de ma brochure : « Un heureux hasard me fit rencontrer, chez le D<sup>r</sup> Deleau, le D<sup>r</sup> Turc, médecin de Berlin. Deleau était occupé à sa consultation. Je vis dans son cabinet un cas de surdi-mutité *occasionnée par un état catarrhal des trompes et de l'oreille moyenne.* Le sujet qui se présentait était un enfant âgé de douze ans, appartenant à la classe pauvre ; il était en traitement quand je le vis. Les seuls moyens qui eussent été mis en usage étaient les douches d'air introduites dans l'oreille moyenne à l'aide de la sonde ; *la résec-*

*tion des amygdales avait été pratiquée;* une amélioration notable s'était déjà manifestée, l'enfant entendait le battement d'une montre à plusieurs centimètres du pavillon ; il ne fallait pas bien élever la voix pour se faire entendre, et déjà il avait appris à répéter des mots assez distinctement. L'amélioration eût certainement obtenu des progrès plus rapides, comme l'observa le médecin, si l'indigence et l'incurie des parents n'avaient mis obstacle aux effets des moyens curatifs. » ( Delstanche, *Excursion médicale ;* Bruxelles, 1845. )

Personne, j'en suis convaincu, ne prendra en mauvaise part mes faibles efforts pour justifier les médecins qui se livrent exclusivement à la pratique d'une branche de l'art de guérir; au reste, je me trouve puissamment secondé par l'autorité d'un savant du premier ordre, qui s'exprime ainsi :

« Dans toutes les branches des sciences, les faits de détails étant extrêmement nombreux, et chacune d'elles ayant une marche, un but, un mode d'observation qui lui sont propres, il devient nécessaire, à mesure qu'elles se perfectionnent, que *l'on s'en partage l'étude ;* plus s'agrandit le cercle des connaissances humaines, et plus *il devient impossible d'en embrasser l'immense étendue, plus la nécessité d'une division se fait sentir.*

« Ainsi la physique, à mesure que les faits se sont multipliés, a dû se partager en branches qui, toutes aujourd'hui, ont leurs observations et leurs observateurs spéciaux. De même l'histoire naturelle, après s'être divisée en trois vastes sections, s'est de nouveau subdivisée en un grand nombre de rameaux secondaires, et c'est à peine si, parmi les naturalistes distingués de notre époque, on peut en compter quelques-uns dont les recherches s'étendent à l'ensemble du règne végétal et surtout du règne animal.

« Enfin l'anatomie elle-même s'est fractionnée à mesure qu'elle s'est enrichie, et il est devenu impossible d'embrasser, dans de communes études, l'immense étendue de l'anatomie descriptive, de l'anatomie chirurgicale, de l'anatomie des tissus, de l'embryogénie, de l'anatomie comparée, etc. etc. » (Geoffroy-Saint-Hilaire, *Traité de tératologie.*)

Pour remplir la tâche que je me suis imposée dans ma thèse inaugurale, je n'ai simplement, et sans efforts, qu'à suivre pour ainsi dire la marche qui m'est tracée par les nombreux rapports faits à l'Académie des sciences touchant les recherches de mon père sur les sourds-muets.

Certes, il lui a fallu un profond dévouement, et de bien grandes convictions, pour s'adonner à des études en apparence arides et ingrates, quand déjà il avait passé *dix années* dans la pratique générale de l'art de guérir. Je le proclame ici, il fallait être doué de cette prévision juste et positive, qui, de travaux restreints aux yeux du vulgaire, devait apparaître comme un précieux et vaste ensemble de connaissances, jusque-là mal aperçues.

C'est par des recherches incessantes que mon père est parvenu :

1° A la connaissance exacte des lésions de l'oreille moyenne ;

2° A démontrer le rôle physiologique dont jouit l'air atmosphérique dans cette cavité;

3° A fixer définitivement le siége de la parole dans la cavité buccale;

4° A analyser les éléments aphoniques et phoniques des langues ;

5° A démontrer la nature de l'*e* muet;

6° A donner la marche à suivre pour l'élaboration d'un alphabet général ;

7° A instituer la vraie méthode de lecture ;

8° A inventer une dactylologie syllabique, qui habitue les sourds-muets à lire comme les entendants et parlants, et non par lettres;

9° A rendre le langage labial simple et facile pour tous les sourds-muets instruits dès le bas âge.

Après avoir justifié à bon droit mon père de s'être adonné exclusivement à l'étude des maladies de l'organe de l'ouïe, je vais prouver que tous les sourds-muets sont, dès le bas âge, du domaine de l'art de guérir, et cela en jetant un coup d'œil rapide sur les articles énoncés ci-après :

1° Des sourds-muets ont trouvé l'ouïe par des circonstances fortuites.

2° Des traitements empiriques ont guéri des cophoses de naissance ou de bas âge.

3° Les causes prochaines de la surdi-mutité sont facilement diagnostiquées chez les jeunes sujets.

4° Les documents rassemblés et publiés sous les auspices de M. de Gérando, dans les circulaires de l'institution de la rue Saint-Jacques, font une loi d'explorer les organes auditifs chez tous les sourds-muets, etc.

5° Des traitements rationnels mis en pratique par mon père chez les sourds-muets.

———

## I.

### DES SOURDS-MUETS ONT TROUVÉ L'OUIE PAR DES CIRCONSTANCES FORTUITES.

Sans doute, tous les sourds-muets affectés de vices de conformation sont incurables ; mais les obstacles à l'audition, qui proviennent d'épaississements de membranes et de sécrétions anormales, sont du domaine de l'art ; la nature elle-même peut les détruire, et réparer ainsi son propre ouvrage. C'est ce qui arriva au sourd-muet de Chartres, qui, à l'âge de vingt-trois ans, fut pris d'un écoulement abondant des conduits auditifs, et entendit ensuite parfaitement des deux oreilles.

Voici un second exemple. Il y avait en l'an VII, dans le port de Nantes, un marin né sourd-muet, âgé de vingt-huit ans, qui a entendu fort bien sans qu'on lui eût fait aucun remède. Ce fut à la fin de sa vingt-septième année qu'il eut pour la première fois quelque connaissance du bruit. Peu à peu ses oreilles se débouchèrent sans efforts, sans douleurs, et, de jour en jour, retrouvèrent plus de sensibilité (Lebouvyer-Desmortiers).

Chez ces deux sujets, la cause de la surdité était de nature à céder aux seules forces de l'organisation; il eût été bien intéressant, à leur mort, d'examiner les oreilles moyennes; on eût pu y trouver quelques indices des moyens propres à accélérer ces crises salutaires.

«Eh! que savons-nous, dit Lebouvyer-Desmortiers, s'il n'existe pas beaucoup d'autres cas de guérison qui ont échappé à notre connaissance, faute d'observateurs capables de nous les faire connaître. » Déjà, à cette époque, ces considérations ne suffisaient-elles pas pour déterminer à entreprendre la guérison des sourds-muets qui en étaient susceptibles?

## II.

### DES TRAITEMENTS EMPIRIQUES ONT GUÉRI DES COPHOSES DE NAISSANCE OU DE BAS AGE.

Amatus de Lusitane rapporte l'histoire d'une guérison de surdi-mutité; il nous apprend qu'un enfant resté muet jusqu'à l'âge de douze ans commença vers cette époque à parler librement, et dut sa guérison à un séton placé à la nuque, qui, avec le temps, finit par débarrasser la tête de *certaines humidités excrémentitielles.*

Le D<sup>r</sup> Varroine, attaché à Lucien Bonaparte, étant, en l'an IX de la République, à Malaga, fut consulté pour une jeune personne qui était sourde-muette. Ce médecin conseilla aux parents d'appliquer deux moxas; l'un à la nuque, *l'autre sous le menton;* il exécuta lui-même son avis. Ces deux moxas, qui étaient du diamètre d'une pièce de *cinq francs,* produisirent une vive inflammation vers le septième jour. Un gonflement extraordinaire se développa à la partie antérieure du cou et s'étendit jusqu'aux mamelles, accompagné d'une fièvre violente qui dura vingt-quatre heures et se termina par une abondante transpiration. Les eschares se détachèrent du douzième au quatorzième jour, et leur chute fut accompagnée d'une suppuration très-considérable. A la suite de fumigations faites dans le conduit auditif, la membrane qui le tapisse s'excoria, et fournit vers le vingtième jour du traitement une humeur épaisse, jaunâtre, qui coula abondamment pendant dix jours.

Deux mois et demi environ après l'application des moxas, cette jeune personne commença à entendre le bruit des cloches, qui lui était jusqu'alors inconnu, et lui causa autant de joie que d'étonnement. Depuis cette époque, l'ouïe continua à s'améliorer, et la surdité se trouva en peu de temps complétement dissipée. En même temps, le mutisme cessa, et, quand la mère de cette demoiselle faisait part de cet heureux résultat à M. Varroine, qui avait quitté Malaga, la jeune personne articulait distinctement les mots qu'elle entendait. (*Mémoire sur les bons effets des moxas.*)

Le D<sup>r</sup> Coutanceau recueillit, étant à Bordeaux, les détails de deux observations de guérison de sourds-muets opérées par un empirique nommé Félix Merle. Ce fut à la fin du siècle dernier, qu'un jeune garçon, âgé de neuf ans, de l'Institution des sourds-muets, trouva l'ouïe à la suite d'un traitement qui dura à peu près un mois. Ce traitement a consisté dans l'instillation, dans les conduits auditifs, d'une eau irritante; elle eut pour effet de déterminer une vive douleur, puis un écoulement purulent très-abondant. L'enfant commença à entendre, d'abord d'une oreille qui avait conservé un peu d'audition, puis la seconde, qui était totalement privée de ses fonctions, reprit de la sensibilité quelques jours plus tard. L'audition ne fut jamais parfaite, mais elle devint suffisante pour que l'enfant apprît à parler, et fit usage, par la suite, de la parole qu'il a conservée depuis. Seulement il faut remarquer qu'il n'a jamais entendu ni parlé aussi bien que les autres hommes. L'écoulement de l'oreille ne fut pas très-abondant, il ne dura que quelques jours, et cessa ensuite spontanément.

Voici le second fait, qui fut observé dans la même institution :
Une jeune fille âgée, à cette époque, de seize ans, réglée, était née
avec les organes de l'ouïe dans le meilleur état. Elle commençait à
balbutier vers l'âge de quinze à seize mois, lorsque la mère, étant
allée travailler à la vigne, la laissa, par un temps humide, sur l'herbe
pendant qu'elle faisait son ouvrage. Bientôt après, on s'aperçut que,
loin de faire des progrès dans l'audition et la parole, elle paraissait
avoir perdu complétement l'une et l'autre. Depuis ce temps, elle était
restée sourde-muette et avait reçu l'instruction ordinaire. Vers le
vingt-cinquième jour de l'usage du remède de Félix Merle, elle
éprouva dans les deux oreilles une douleur très-vive qui commença
à devenir intolérable, surtout quand on introduisait la liqueur dans
le conduit auditif, à tel point qu'il fallait la tenir de force. Le vingt-
huitième jour, étant occupée à travailler, *elle eut envie d'éternuer,*
et aussitôt il sortit par ses deux oreilles à la fois une quantité de ma-
tière purulente très-fétide. L'audition fut rétablie, si bien que la
jeune fille, éprouvant un sentiment de terreur extrême, se cram-
ponnait à tout ce qui l'entourait. Elle oublia, ou du moins elle ne
voulut plus employer les signes usuels des sourds-muets, et elle apprit à parler. L'écoulement par les deux oreilles dura quinze jours
ou trois semaines, et cessa peu à peu. (Extrait de l'ouvrage du
D$^r$ Itard. )

Dans ces quatre observations, il est évident que la cause prochaine de la surdi-mutité avait son siége dans les oreilles moyennes.
Les caisses du tambour étaient engouées par suite de rétrécissements
complets des trompes d'Eustachi. Les deux derniers faits ont conduit le D$^r$ Itard à faire des tentatives du même genre, c'est-à-dire,
sans constater l'état des organes auditifs, il provoqua des suppura-
tions des oreilles externes chez beaucoup de sourds-muets, et deux
enfants en éprouvèrent de grands soulagements, mais il ne suivit
pas les progrès qu'ils firent dans l'art de parler.

## III.

### LES CAUSES PROCHAINES DE LA SURDI-MUTITÉ SONT FACILEMENT DIAGNOSTIQUÉES CHEZ LES SUJETS LES PLUS JEUNES.

En 1819, mon père exerçait déjà depuis quatre années la médecine civile ; il avait fait les dernières guerres de l'Empire en qualité de chirurgien dans un régiment. Ce fut le hasard qui provoqua son attention sur les sourds-muets, et en général sur toutes les lésions des organes auditifs (voyez son *Traité de la perforation de la membrane du tympan*).

Plus tard, il acquit une dextérité extrême dans l'exploration de l'oreille moyenne à l'aide des sondes flexibles, et dans l'appréciation des bruits provoqués par les injections d'air ; je vais en donner la preuve dans la série d'expériences faites sur des sourds-muets, rassmbléees par les soins du conseil général des hôpitaux de Paris, et par la sollicitude du préfet du département d'Eure-et-Loir.

Par un arrêté du conseil général des hôpitaux de Paris, daté du 30 mai 1826, mon père fut chargé d'examiner les sourds-muets admis à l'hospice des Orphelins. Par la même décision, deux médecins attachés aux hôpitaux furent nommés pour constater le nombre de ces enfants infirmes, leur âge, et surtout le degré de surdité dont ils étaient atteints ; cet examen fut fait le 16 janvier 1828 par MM. Baffos et Kapeler, en présence de M. Péligot, administrateur de l'hospice, de madame la supérieure et de mon père. Un procès-verbal inséré dans le registre de l'hôpital indique ce qui suit :

« Nous, Jean-Baptiste Péligot, membre de la commission administrative des hôpitaux, assisté de MM. Kapeler, médecin de l'hospice, Baffos, chirurgien attaché à l'hôpital des Enfants, Magin, agent de surveillance, et la sœur supérieure, nous sommes rendus à l'hospice des Orphelins, pour reconnaître et déterminer l'état de chacun des enfants sourds-muets admis audit hospice, que nous avons constaté ainsi qu'il suit :

« Vonois (Victor), né le 7 septembre 1802, entend quelques sons à une toise environ.

« Lureau (Pierre-Joseph-Marie), né le 12 juin 1810, n'entend rien.

« Brière (Isidore-Charles), né le 15 janvier 1809, sourd-muet complet.

« Golard (Jean-François-Marie), né le 24 juillet 1813, a l'air stupide, entend quelques sons de voix.

« Serrigue (Réné), né le 22 janvier 1819, passe pour idiot, n'entend pas.

*Filles.*

« Lefèvre (Louise-Charlotte), née le 25 septembre 1821, n'entend aucun son ni le bruit des mains.

« Cordelle (Marguerite-Henriette-Hippolyte), née le 19 septembre 1803, entend les sons de voix, cherche à les imiter.

« Courcelle (Anne-Louise), née le 14 juillet 1804, n'entend point les sons de voix, ni le bruit des mains.

« Mullener (Louise-Rose), née le 17 août 1810 (même observation).

« Adélaïde (Marie-Catherine), née le 9 juin 1814 (même observation).

« Chevalier (Geneviève), née le 20 janvier 1816, n'entend point les sons de voix ni le bruit des mains.

« Parajick (Augustine-Ernestine), née le 5 novembre 1818 (même observation.)

« Bette (Julie-Geneviève), née le 24 juillet 1795, entend le bruit des mains et quelques sons de voix. »

Après avoir suffisamment examiné ces infortunés, mon père s'exprima ainsi :

« J'ai jugé que les garçons ne devaient être soumis à aucun traitement :

« Attendu que Vonois est trop âgé ;

« Lureau est affecté de la teigne ;

« Perrigne est complétement idiot ;

« Golard entend, c'est à son peu d'intelligence qu'il faut attribuer son mutisme. Si ses facultés intellectuelles se développent d'ici à quelques années, on pourra faire son éducation orale.

« Brière a été jugé incurable après avoir été sondé.

Parmi les filles, trois ont été explorées par le moyen de la sonde portée dans la trompe d'Eustachi ; elles ont été jugées incurables ; ce sont :

« Lefèvre, Courcelle, Chevalier.

« L'air employé sous forme de douches a parcouru facilement toutes les sinuosités de l'oreille moyenne sans occasionner de douleurs, sans opérer aucun changement dans la fonction de l'ouïe. Cette expérience répétée quelques jours de suite a suffi pour ne laisser aucun espoir d'améliorer l'infirmité de ces enfants.

« Parajick sera sondée quand elle sera guérie d'une ophthalmie chronique.

« Bette et Cordelle, les seules parmi les filles qui entendent des sons de voix, même à une certaine distance, se refusent à tout examen et au traitement par les douches d'air.

« Adélaïde, âgée de quinze ans, douée d'une bonne santé, portait dans l'arrière-bouche, quand elle fut soumise aux premiers soins, les traces d'une inflammation chronique ; les amygdales conservaient une tuméfaction bien évidente ; ces glandes présentèrent quelque obstacle à l'introduction de la sonde dans la trompe d'Eustachi, ce qui fit espérer que la surdité dépendait de l'oblitération de ce canal. »

Mon père ne fut pas trompé dans son attente, car, aussitôt que l'air arriva dans l'oreille moyenne par l'intermédiaire de la sonde, l'ouïe se développa suffisamment pour donner l'espoir qu'un jour cette fonction serait assez délicate pour percevoir à une certaine distance les sons de voix les plus faibles.

Ce traitement par les douches d'air, renouvelé deux fois par

semaine, fut continué sans interruption pendant les mois de juin et de juillet dernier. La température de la saison le secondait avantageusement ; mais le retour de l'humidité et du froid renouvela l'inflammation de l'arrière-bouche, et bientôt Adélaïde aurait reperdu l'ouïe sans le secours de deux cautères qui furent placés sur les côtés du cou. Cette nouvelle médication rendit l'oreille moins variable dans ses fonctions, et fit espérer qu'avec du temps, et surtout au renouvellement de la belle saison, de nouvelles tentatives obtiendraient un entier succès. Dans ce premier rapport, mon père ajoute :
« Si je n'eusse eu, Messieurs, qu'à vous parler d'une cure aussi peu remarquable que la précédente, mon premier rapport eût été évidemment peu digne de votre attention ; il ne me suffirait pas de vous prouver que les douches d'air portées dans l'oreille moyenne ne sont nullement douloureuses, qu'elles n'ont aucun inconvénient, et que par elles seules on peut reconnaître en peu de jours les surdités qui réclament un traitement. En acceptant les fonctions dont vous m'avez honoré, je me suis aussi engagé à vous prouver leur efficacité comme agent thérapeutique : c'est ce que je vais faire de la manière la plus complète en vous rapportant l'histoire de Mullener.

« Cette jeune fille s'était laissée influencer par Bette, qui lui avait persuadé que toute tentative de guérison était inutile, en lui assurant qu'elle avait vu pratiquer, dans un autre établissement, beaucoup d'opérations infructueuses, et qui n'avaient pas toujours été exemptes de graves inconvénients. Cependant Mullener se décida en voyant sonder ses jeunes compagnes, qui lui expliquèrent qu'elles n'éprouvaient aucune douleur.

« Les deux premières douches d'air ne purent arriver dans l'intérieur de l'oreille moyenne ; la troisième y pénétra, et le même jour l'oreille fut sensible aux sons de la cloche de l'église de l'établissement. Elle nous fit part de cet événement, et dès l'instant elle dit à ses compagnes qu'elle désirait continuer le traitement. Son bonheur fut vivement envié par Lefèvre et Courcelle, qui me prièrent de les sonder de nouveau, quoique je me fusse déjà prononcé sur leur sort. De nouvelles tentatives confirmèrent mon premier jugement et augmentèrent le chagrin de ces jeunes personnes.

« Jusqu'à ce jour, Mullener n'a subi d'autre opération que celle du cathétérisme ; elle n'a pris aucun remède intérieurement ; c'est donc aux douches d'air seules qu'elle doit son ouïe, dont on appréciera facilement la finesse, en lisant les détails dans lesquels je vais entrer.

« Ce sens perçoit tous les bruits ; il apprécie leur direction et leur éloignement au point que mon opérée sait maintenant éviter les voitures sans retourner la tête ; elle saisit aussi les sons de voix des personnes qui parlent dans les rues. Enfin il est démontré maintenant que l'organe est suffisamment développé pour le mettre en rapport avec la voix et pour donner la faculté de parler, puisque Mullener perçoit tous les sons élémentaires de la langue française et les répète très-distinctement ; il faut seulement avoir la précaution d'articuler lentement et avec une voix sonore.

« Je m'occupe maintenant, conjointement avec un jeune homme que j'ai instruit dans ma méthode, à faire l'éducation auriculaire et vocale de mon heureuse opérée. Elle reçoit trois leçons par semaine, d'une demi-heure chacune. On ne lui fait subir aucune répétition à l'hospice, faute de connaître mon mode d'instruction ; cependant elle est sur le point de savoir lire par syllabes. Ces progrès prouvent la bonté de ma méthode, ainsi que les dispositions de l'élève, qui est douée d'une attention peu commune chez les individus nés sourds-muets.

« Adélaïde reçoit aussi les mêmes leçons que sa compagne ; mais elle ne peut suivre ses progrès, quoiqu'elle possède une voix beaucoup plus sonore. Son caractère est si apathique, elle est si lente et si maladroite dans l'exécution des signes mimiques, que je doute qu'elle fasse jamais de grands progrès dans le langage parlé. Malgré ce peu de dispositions, nous ne continuerons pas moins à lui prodiguer tous les soins qu'exige sa position.

« Je vais terminer par quelques détails relatifs aux avantages que ces jeunes personnes retireront un jour de l'instruction qu'elles seront bientôt susceptibles de recevoir.

« Si l'on compare l'état de mes élèves qui commencent à parler, aux sourds-muets, même instruits, on ne peut disconvenir qu'ils ont sur eux un avantage immense. Ils peuvent demander ce dont ils ont besoin à toutes les personnes qui les entourent; ils sont parfaitement compris. Le sourd-muet ne peut l'être que par ses parents, instruits dans l'art des signes; pour tout autre, il est obligé d'écrire; et s'il est relégué dans un de ces villages où il n'y ait que quelques individus qui sachent lire, il ne peut entrer en rapport avec ceux qui ne connaissent pas l'écriture. Il se retrouve dans la même position qu'avant son éducation.

« On n'ignore pas combien il est difficile de placer les muets : les chefs d'ateliers n'ont pas la patience de leur apprendre des états; ils ont même de la répugnance à donner de l'ouvrage à ces infortunés quand ils ont achevé leur apprentissage. Il n'en sera pas de même pour mes élèves qui entendent et parlent, si l'on a la complaisance, après les premiers temps de leur éducation, de leur adresser la parole lentement et distinctement. Faudrait-il même répéter quelquefois, il n'est personne, sans doute, qui ne le fît avec empressement. »

*Nota.* Depuis que ce rapport est écrit, Mullener a fait beaucoup de progrès dans l'art de parler; son ouïe s'est améliorée aussi, ce qui sera prouvé par le procès-verbal suivant, et par la fin de ce rapport.

« L'an mil huit cent vingt-neuf, le 29 juin, sur l'invitation de M. Jourdan, administrateur des hôpitaux, se sont rendus à l'hospice des Orphelins, à l'effet de constater la situation actuelle des élèves Louise-Rose Mullener et Marie-Catherine Adélaïde, sourdes-muettes de naissance, et les résultats du traitement et de l'éducation auditive qu'elles reçoivent de M. le D<sup>r</sup> Deleau, commissionné à cet effet par l'administration.

«MM. les D$^{rs}$ Baffos, chirurgien en chef de l'hôpital des Enfants, et Kapeler, médecin en chef du même hôpital et de l'hospice
des Orphelins, lesquels, en présence de M. le D$^r$ Deleau, de l'agent
de l'hospice, et de M$^{me}$ la supérieure-économe, ont dit ce qui suit :

«En ce qui concerne Louise Mullener, née le 17 août 1810 :

«Que cette fille, qui, le 16 janvier 1828, n'entendait ni les sons de
voix, ni le battement des mains, entend maintenant le battement
d'une montre, à 16 ou 18 pouces de l'oreille droite, et à environ
un demi-pouce de l'oreille gauche; qu'elle entend le son de la voix,
et répète les sons élémentaires de la parole, la personne qui lui parle
étant placée derrière elle.

«En ce qui concerne Marie-Catherine Adélaïde :

«Que cette jeune fille, qui était, le 16 janvier 1828, dans la même
situation que Mullener, entend maintenant le battement d'une montre
à la distance d'un pouce à un pouce et demi de l'oreille droite, et ne
l'entend que lorsqu'elle touche l'oreille gauche; qu'elle répète éga-
lement les sons élémentaires de la parole, mais d'une manière plus
imparfaite, ce qui doit être attribué au degré de son intelligence,
qui est beaucoup moindre que celle de Mullener.

« Quant aux autres élèves sourds-muets soumis à notre visite le
18 janvier 1828, M. le D$^r$ Deleau les ayant déclarés incurables, à
l'exception d'Augustine-Ernestine Parajick, qu'il se réserve de traiter et d'examiner plus tard, nous n'avons aucun rapport à faire à
leur sujet.

« L'amélioration reconnue dans la situation des élèves Mullener et
Adélaïde nous autorise à les croire susceptibles de profiter de l'instruction que l'on voudra bien leur donner.

« Depuis le 29 juin, époque où MM. Baffos et Kapeler se sont
rendus à l'hospice des Orphelins pour y constater l'état des deux
sourdes-muettes Mullener et Adélaïde, il s'est opéré une grande
amélioration dans l'ouïe de ces jeunes personnes. La première entend maintenant le battement d'une montre placée à 3 pieds de
son oreille droite et à 2 pouces du pavillon de l'oreille gauche;

Adélaïde perçoit les mêmes battements à un demi-pied de l'une et de l'autre oreille. »

*[Dernier rapport sur les sourds-muets de l'hospice des Orphelins.*

« L'an mil huit cent trente et un, le 7 mai, se sont rendus à l'hospice des Orphelins, sur l'invitation de M. Jourdan, membre de la commission administrative, MM. les D^rs Kapeler, Baffos et Deleau, chargé du traitement et de l'instruction des élèves orphelins sourds-muets susceptibles de traitement ; lesquels, après examen, ont reconnu, en ce qui a rapport à Louise-Rose Mullener, que *sa faculté auditive est demeurée telle qu'elle était lors de la dernière visite*, le 29 juin 1829 ; sous le rapport de son instruction, elle a, en leur présence, syllabé des mots en les répétant comme M. Deleau les prononçait en élevant la voix. Quant à Marie-Catherine-Adélaïde, son éducation a été interompue par une maladie à laquelle elle a succombé.

« Auguste Nogaret, né le 21 février 1818, a été soumis à leur examen ; ils ont reconnu son état ainsi qu'il suit :

« Il entend le battement d'une montre à 9 pouces environ des oreilles ; il entend aussi le son de la voix, sans qu'il soit besoin de l'élever beaucoup, et il répond assez bien à quelques questions, etc. »

« Du 7 mai 1831. »

« Ces succès complets obtenus du côté de l'ouïe chez les sourds-muets de l'hospice des Orphelins, succès annoncés par un simple examen qui n'a pas coûté une seule larme à ces enfants, démontrent le degré de perfection que j'ai acquis pour explorer et traiter les lésions de l'oreille moyenne par l'emploi des douches d'air. »

*Examen des sourds-muets du département d'Eure-et-Loir.*

En 1836, MM. Challes, maire de la ville de Chartres, Letellier et le D<sup>r</sup> Durand, adjoints, ayant eu occasion de voir chez mon père quelques-uns de ses élèves et d'apprécier les résultats avantageux qu'il obtenait par les moyens nouveaux dans l'art de traiter les maladies de l'oreille, résolurent de faire tous leurs efforts pour augmenter le nombre des enfants confiés à ses soins; ils lui proposèrent de visiter les sourds-muets de leur département.

Le préfet accueillit ce projet, et pour lui donner un commencement d'exécution, il réunit à Chartres, les 17, 18 et 19 février 1837, le plus grand nombre possible de sourds-muets. Assisté de MM. les D<sup>rs</sup> Côme, Durand, Manoury, Margayan, Grélon et Lelong, mon père classa ces infortunés ainsi qu'il suit :

1° Individus affectés de surdité simple, au nombre de 15.

2° Enfants idiots et paralysés, au nombre de 5.

3° Sourds-muets, frères et sœurs, au nombre de 14.

4° Sourds-muets âgés de plus de douze ans, au nombre de 8.

5° Sourds-muets au-dessous de douze ans, au nombre de 30.

Dix-huit individus n'étaient affectés que de lésions d'oreilles accidentelles. Cinq enfants étaient muets par idiotisme; ils ne furent pas sondés.

Il y avait dix-huit sourds-muets frères et sœurs. Marguerite Lefèbre, âgée de dix ans, a entendu après avoir été cathétérisée; elle était curable. Chez son frère, âgé de huit ans, la sonde n'a rencontré aucune lésion de l'oreille moyenne; il était donc incurable. Voici encore deux autres exemples de frères sourds-muets atteints de différentes causes prochaines de surdité.

Louise Mérouard, âgée de vingt mois, était atteinte d'une tuméfaction des amygdales; elle n'a pas été sondée à cause de son âge : il eût donc fallu l'examiner plus tard. Son frère avait le pharynx en bon état.

Marie Lecomte, âgée de cinq ans, n'entendait absolument rien; les trompes d'Eustachi étaient totalement fermées. Chez sa sœur, ces conduits étaient libres.

Dans son ouvrage sur *la perforation de la membrane du tympan*, publié en 1822, mon père avait déjà rapporté plusieurs faits semblables de surdi-mutité, dites de famille, qui offraient des causes prochaines différentes, les unes ayant leur siége dans l'oreille moyenne, et les autres dans le labyrinthe ou le cerveau.

Dans son traité *du Cathétérisme de la trompe d'Eustachi*, on trouve aussi des observations analogues dans les surdités sans mutisme, dites héréditaires.

Les sourds-muets âgés de plus de douze ans étaient au nombre de huit. Le nommé Bourdeau possédait assez d'ouïe pour recevoir une éducation auriculaire et orale; il n'avait que seize ans : les caisses du tambour étaient engouées.

Les sept autres étaient âgés de vingt à vingt-huit ans; leur âge ne comportait plus une éducation orale.

La dernière classe comprenait les enfants âgés de moins de douze ans; ceux-ci ont dû fixer plus particulièrement l'attention : ils étaient au nombre de vingt. D'après l'état de l'oreille moyenne, il en fut fait deux catégories; la première, composée de dix, n'offrait aucune chance de succès : la sonde et l'air circulaient facilement dans les caisses du tambour.

Après cette élimination, il restait dix sourds-muets qui ont offert l'intérêt le plus vif.

Stéphanie Poussin, âgée de dix ans, après avoir été sondée et injectée, a immédiatement entendu. Le lendemain, elle conservait encore l'ouïe qu'elle avait trouvée la veille, malgré l'engouement des caisses du tambour et le rétrécissement des trompes d'Eustachi.

Les mêmes observations furent faites sur Célestine Haricot qui venait d'atteindre sa onzième année; ces deux jeunes filles, ainsi que Lefebvre, qui a un frère sourd-muet, furent désignées de suite pour être traitées et instruites. Le département offrit aux parents de faire les frais de leur séjour à Paris. Malheureusement cette libéralité si honorable eut de la publicité; on écrivit de Paris aux parents qu'on voulait faire des expériences sur leurs enfants. Lefebvre et Poussin.

après avoir accepté les offres du département, y renoncèrent. Célestine Haricot fut seule envoyée à Paris.

Deux jours de cathétérisme furent insuffisants pour reconnaître l'état des caisses du tambour chez Mallouin, âgé de neuf ans, et chez Pavi, qui avait atteint sa dixième année. Les trompes d'Eustachi étaient tellement rétrécies, que l'indication était précise ; un traitement de plusieurs mois devait être suivi, puisque ces cas de surdi-mutité sont les plus avantageux. Il est probable qu'à un âge moins avancé ces conduits eussent été, en quelques semaines, pénétrés par la sonde. C'est ce qui arriva à la seconde séance chez Eugénie Godard et Boulanger, qui n'étaient âgés que de six ans. La résistance offerte à la sonde par le conduit guttural rétréci fut vaincue le second jour, et l'air injecté fit entendre l'engouement complet des caisses du tambour.

Je n'entrerai pas dans d'autres détails sur le diagnostic des surdi-mutités que je viens de passer en revue ; cependant, je ne saurais m'abstenir de quelques réflexions générales que saisiront facilement les hommes de bonne foi qui désirent l'amélioration du sort de beaucour de sourds-muets, sans que les incurables aient à souffrir de l'examen qu'on leur fait subir.

Assurément, jamais méthode de diagnostic chirurgical ne fut plus rationnelle et plus innocente que l'exploration de l'oreille moyenne à l'aide de la sonde flexible et les injections d'air. Voilà cinquante personnes explorées en deux jours, et la crainte seule a fait verser quelques larmes aux plus jeunes. En était-il de même avant ces innovations ? Lisons l'ouvrage de M. Itard, nous y verrons que, jusqu'en 1825, cet honorable médecin n'avait pas exploré l'état de l'oreille moyenne des sourds-muets, quoique déjà à cette époque, depuis six ans, mon père en proclamait la réussite ; convaincu que, s'il eût connu et apprécié par expérience le cathétérisme avec les sondes flexibles et les douches d'air, il n'aurait pas écrit les phrases suivantes :

« Ce qui rend les traitements infructueux chez les sourds-muets, c'est qu'ils sont presque tentés aveuglément, par l'impossibilité où l'on est, dans la plupart des cas, de constater la nature de la surdité » (Itard, 1re édition, p. 446 ; Paris, 1821).

« Pendant plusieurs années j'ai cru, et mes premières ouvertures cadavériques semblaient me l'avoir démontré, que la surdi-mutité avait toujours pour cause la paralysie du nerf labyrinthique ; » et, page 407, il ajoute : « Presque toujours la surdité de l'enfant tient à une paralysie soit congéniale, soit acquise, de l'organe auditif. Dans les cophoses congéniales, je ne conseille pas de dédaigner les moyens empiriques, et l'on est d'autant plus légitimement autorisé à y recourir, que la nature des lésions du sens auditif nous est plus profondément cachée. Convaincu de cette vérité, que la médecine est, avant tout, l'art de guérir, j'ai recueilli et essayé les remèdes divers, les recettes mêmes les plus absurdes en apparence. » (Itard, *Maladies de l'oreille*, t. 2, p. 148. )

C'était en 1801 que l'auteur prescrivait les recettes du charlatan Félix Merle ; en 1805, il appliquait le feu ; en 1811, il perforait la membrane du tympan ; en décembre 1815 seulement, il dit, page 181 : « J'essayai d'injecter la trompe d'Eustachi dans les surdités accidentelles, par les narines ; il y a près de huit ans que j'ai tenté pour la première fois de sonder la trompe. » Enfin ce n'est qu'en 1825, c'est-à-dire deux ans après le rapport sur les travaux de mon père, fait à l'Institut par M. Percy, que l'honorable M. Itard fit des essais sur les sourds-muets de l'institution de Paris.

Ces essais prouvent que mon père est bien incontestablement le premier praticien qui nous a instruits sur cette facilité d'exploration de toute l'oreille moyenne, à l'aide de l'opération du cathétérisme, aidée des injections d'air. Justice lui est parfaitement rendue par M. Itard, dans son premier rapport fait au conseil d'administration des sourds-muets, puisqu'il avoue ne pouvoir débarrasser l'oreille moyenne par la trompe d'Eustachi. Voici ce que dit cet honorable médecin : « La cavité de l'oreille moyenne qui recèle des corps étrangers, bien qu'ouverte au fond de la gorge (la trompe d'Eustachi), ne peut *certainement* se prêter, par cette voie étroite et sensible, à une profonde investigation, lorsque d'ailleurs la surdité, qui dépend de cette cause matérielle, *ne se distingue des autres par aucun signe particulier.* C'était donc une opération aveugle *qu'il me fallait tenter aveuglément.* »

Certes, on ne peut pas être plus explicite. Mon père a donc rendu le cathétérisme de l'oreille moyenne très-clairvoyant.

Les documents qu'on vient de lire dans ce paragraphe en sont la preuve la plus péremptoire.

## IV.

LES DOCUMENTS RASSEMBLÉS ET PUBLIÉS SOUS LES AUSPICES DE M. DE GÉRANDO, DANS LES CIRCULAIRES DE L'INSTITUTION DE LA RUE SAINT-JACQUES, FONT UNE LOI D'EXPLORER LES ORGANES AUDITIFS CHEZ TOUS LES SOURDS-MUETS.

D'après un tableau publié en 1828, on a constaté, dans le royaume de Prusse, que le nombre des sourds-muets est plus grand à compter de l'âge de cinq à douze ans, qu'à compter de l'âge d'un an à cinq.

Ce renseignement important de statistique prouve que beaucoup d'enfants ne sont sourds-muets que bien longtemps après leur naissance, et que les maladies du bas âge sont souvent la cause de cette infirmité. Que de chances de succès aurait le médecin instruit dans les maladies de l'oreille, si on soumettait ces infortunés à son examen dès le début de ces maladies. Cet espoir se trouve confirmé dans un ouvrage intitulé : *Troisième circulaire de l'Institut royal des sourds-muets de Paris,* page 130. « Sur 102 enfants dont les parents ont fourni des renseignements à l'institution de Paris en 1831, 37 sont devenus sourds après leur naissance, 7 ont perdu l'ouïe dans la première année de leur existence, 13 dans la seconde, 7 dans la troisième, 1 dans la quatrième, 5 dans la cinquième et 4 dans la huitième. En examinant les causes de la surdité, l'on trouve que huit cas se sont déclarés à la suite de fortes convulsions causées par les douleurs de la dentition ou par la frayeur ; dix à la suite de fièvres erratiques, cérébrale, nerveuse, scarlatine, inflammatoire, putride, catarrhale : deux cas sont survenus à la suite de la rougeole, six à la suite d'une maladie vermineuse, d'un dépôt sous l'oreille, d'une forte angine, d'une chute, d'un refroidissement et d'une violente ophthalmie causée par un vice scrofuleux : sept cas de surdité sont attribués à de fortes maladies, dont les parents n'indiquent pas la nature. Enfin quatre enfants ont perdu l'ouïe sans qu'il soit possible de rapporter cette privation à quelque maladie grave, et cependant on a la certitude qu'ils n'étaient pas sourds en naissant, puisqu'ils avaient parlé avant qu'on se fût aperçu de leur surdité. »

Et plus bas, page 132, on lit :

« L'institution de Prague présente des documents sur 54 sourds-muets. De ce nombre, 35 sont devenus sourds après leur naissance, à la suite de maladies compliquées de l'enfance ou de graves accidents. Il résulte des renseignements recueillis par l'institution de Leipsig que, sur 51 élèves qu'elle contient, 22 seulement sont sourds-muets de naissance. Parmi ceux qui sont devenus sourds après leur naissance :

« 14 ont perdu l'ouïe par la fièvre scarlatine ;

« 6 par la petite vérole et la rougeole ;

« 2 par la fièvre nerveuse ;

« 1 par un coup sur la tête ;

« 1 par un refroidissement ;

« 1 par des spasmes épileptiques.

« Quant aux quatre autres qui entendaient au commencement et qui ont perdu l'ouïe plus tard, on ne connaît pas la cause de leur infirmité. »

Page 133, nous trouvons encore :

«Sur les 10 élèves que contient l'institution de Dresde, 2 seulement sont nés sourds-muets et sont frères; la plupart des autres ont perdu l'ouïe par la fièvre scarlatine, à l'âge de deux ou trois ans.

« Depuis sa fondation jusqu'en 1829, l'institution de Hantford a reçu deux cent soixante-et-dix-neuf élèves; sur ce nombre, cent trente-cinq étaient atteints d'une surdité accidentelle.

« Dans vingt-deux cas, la surdité a été occasionnée par la fièvre scarlatine; dans six, par des maladies fiévreuses; dans sept, par la rougeole; dans deux, par l'inflammation cérébrale; dans un, par la petite vérole; dans un autre, par la coqueluche. »

«Si de l'ensemble des faits que nous venons de citer, disent les auteurs de l'ouvrage, nous ne sommes pas en droit de conclure que la surdité accidentelle est plus fréquente que la surdité congéniale, ils prouvent du moins que la première se reproduit plus souvent qu'on ne le pensait jusqu'à présent, *et que dès lors il est permis de concevoir l'espérance qu'à l'aide de nombreuses recherches, on pourra parvenir un jour à connaître les causes de cette infirmité.* »

Certes, en 1832, lors de la publication de cette troisième circulaire, cette espérance était depuis longtemps réalisée! Comment se fait-il donc qu'elle ait été méconnue? «Mon rapport, dit M. Deleau père, adressé à l'administration des hospices de Paris, imprimé en 1829, dans le *Bulletin universel des sciences,* a été distribué aux Académies, et même envoyé à l'institution de la rue Saint-Jacques, car je m'étais empressé de me rendre aux vœux de cette école, exprimés dans sa deuxième circulaire. »

Il est prouvé dans ce rapport que, sur 9 sourds-muets, 3 étaient atteints d'obstruction des trompes d'Eustachi. Ce diagnostic, annoncé après avoir exploré l'oreille moyenne, fut confirmé par le traitement, et surtout par le développement de l'ouïe chez ces infortunés.

## V.

DU DIAGNOSTIC ET DES TRAITEMENTS RATIONNELS MIS EN PRATIQUE PAR MON PÈRE CHEZ LES SOURDS-MUETS... GUÉRISON D'UN ENFANT DE NEUF ANS, FRÈRE D'UN SOURD-MUET AGÉ DE DIX-SEPT.

S'il est des maladies dont les causes prochaines sont plus ou moins cachées, s'il en existe encore qui réclament un traitement prépara-toire, explorateur du siége, de la nature, de l'intensité des lésions qui dérangent les fonctions, il faut, sans contredit, mettre au premier rang les affections de naissance ou de bas âge qui occasionnent la surdi-mutité.

Après avoir, chez ces enfants, constaté l'existence de l'infirmité qui conduira infailliblement au mutisme, il faut rechercher les signes qui feront connaître l'organe ou la portion d'organe malade, et se rendre compte du mode d'action de cet état maladif sur la sensibilité auditive.

On nous présente un enfant : quelle est la cause de sa surdi-mutité? Il a des parents sourds-muets, sa mère a éprouvé une frayeur durant la gestation, *ou un muet s'est offert à ses regards.* L'accouchement a été laborieux; le produit était faible et peu développé; il a bu du mauvais lait. Sa figure, le cuir chevelu, se sont couverts d'une éruption dartreuse; il a éprouvé des convulsions; il a fait une chute; la dentition a été orageuse, etc. Mais quel a été le mode d'action de ces dérangements de santé sur l'organe de l'ouïe? Quelles traces reste-t-il encore, et comment les constater?

Des faits bien observés vont servir à démontrer comment on peut y parvenir. Je connais une famille du midi de la France dont chaque génération a donné naissance à un ou deux sourds-muets. Les derniers appartiennent à M^me Griolet, qui habite Paris. Le plus jeune est mort à la suite d'une maladie du ventre; mon père en a fait l'autopsie : il était privé des osselets nommés étriers. Voilà une cause de surdi-mutité de naissance.

Mullener habitait l'hospice des Orphelins depuis sa tendre jeunesse; on a toujours ignoré la cause de sa surdité.

Eugène fut le produit d'un accouchement laborieux; on l'avait cru hydrocéphale à l'âge de dix ans : il était sourd-muet.

La jeune de La P... avait perdu l'ouïe à la suite d'une chute.

Ce nombre de surdi-mutités, dues à des causes variées, suffit pour nous exercer dans la recherche des lésions de l'organe de l'ouïe.

Voici l'application de la théorie de mon père, qui a été faite sur ces sujets précédemment nommés.

Ernest Griolet me fut présenté à l'âge de sept ans; sa santé avait toujours été parfaite : l'extérieur de sa tête, de sa gorge, la membrane pituitaire, étaient dans un état sain. Cet enfant ne donnait et ne donne encore aucun signe d'audition. Il avait subi plusieurs traitements. Il fut sondé avec une grande facilité ; l'instrument parcourut la trompe d'Eutachi dans l'étendue d'un pouce. L'air, poussé dans la caisse, y produisit un bruit sec qui retentissait dans toute l'étendue de cette cavité. Ce premier essai fit juger sur-le-champ de l'incurabilité de la surdité.

La même expérience fut faite sur un petit-fils de Guersant père, âgé alors de cinq ans. La sonde et l'air donnèrent le même résultat : il fut jugé incurable.

Ce fut seulement après cette exploration, que cet honorable médecin dit à mon père que sa demoiselle avait un second enfant sourd-muet; elle était enceinte d'un troisième, qui est aussi atteint de la même infirmité.

Mullener, âgée de dix-sept ans, douée d'une santé parfaite, se trouvait dans la même position que Griolet, quant à l'état de l'oreille externe, de l'arrière-bouche et des fosses nasales.

Dussault était affecté d'une éruption dartreuse et d'une phlegmasie-chronique de toute l'arrière-bouche. La sonde pénétra sans que j'éprouvasse de grandes difficultés pour l'introduire. L'air fit entendre un bruit muqueux des plus intenses : c'était un gargouillement qui avait lieu dans toute l'étendue de l'oreille moyenne. Le pronostic fut, comme on le pense bien, très-avantageux.

Eugène avait été menacé d'hydrocéphale ; on pouvait donc croire que sa surdi-mutité provenait d'une affection du cerveau ou de ses annexes. L'opération du cathétérisme et l'introduction de l'air donnèrent à peu près les mêmes résultats que ceux remarqués chez Mullener. Le pronostic dut être le même.

J'ai cité à dessein cinq observations de surdité, dont les causes éloignées sont entièrement différentes. J'ai aussi fait choix d'affections locales variées, afin de mieux faire connaître la bonté des moyens d'investigation. Dans le premier cas, nul obstacle ne se rencontre à l'introduction de la sonde ; elle glisse facilement le long du mandrin : l'air indique que la caisse est complétement libre. Ces expériences ne démontrent pas, il est vrai, que l'oreille est privée de l'étrier, comme on peut bien le présumer d'après l'examen du cadavre du frère de Griolet ; mais elles prouvent, et cela suffit, que dans tous les cas semblables, c'est-à-dire quand l'air circule librement dans toute l'oreille moyenne, on ne doit tenter aucun moyen curatif, du moins tant que la science sera bornée aux connaissances acquises jusqu'à ce jour.

Mullener semblait être dans le même cas ; la sonde seule a démontré le contraire : tout examen extérieur ne pouvait rien apprendre.

Un vice herpétique et une surdité concomitante pouvaient, chez Dussault, faire croire qu'il y avait liaison intime entre les deux maladies ; l'air et la sonde ont prouvé que cette présomption était fondée ; sans les agents explorateurs, on serait resté dans le doute.

Chez Eugène, quel est le médecin qui n'aurait pas cru à l'existence d'une surdi-mutité par lésion de l'encéphale ?

Enfin ne pouvait-on pas présumer qu'il en était de même chez M<sup>lle</sup> de La P...? Le coup reçu à la tête avait été si violent, qu'il en était résulté un état comateux qui s'est prolongé plusieurs jours.

Les moyens d'exploration de toute l'oreille moyenne étant connus, je vais rapporter l'histoire d'un jeune garçon guéri de la surdi-mutité, quoique frère d'un sourd-muet plus âgé que lui de six ans. Cette histoire fera connaître le traitement rationnel de toutes les surdi-mutités dues aux lésions de l'oreille moyenne.

Louis-Auguste Peinget est né le 8 mai 1840 à Bar-le-Duc. Son père était sous-officier à Paris dans les vétérans; il est maintenant retraité et habite la ville de Strasbourg. Cet enfant a un frère sourd-muet âgé de dix-sept ans; il est pensionnaire à l'institution de cette ville. Bien que doué d'un tempérament lymphatique, sa santé a toujours été assez bonne, il a de la vivacité; en grandissant, il n'apprit qu'à émettre quelques mots ou plutôt quelques syllabes, seulement comprises par ses parents.

On ne put rien recueillir sur la cause éloignée de la surdité; elle ne se rapportait à aucune des maladies d'enfance dont il avait été atteint. Le cathétérisme des trompes fit connaître la cause prochaine, qui était un rétrécissement complet des trompes d'Eustachi et un engorgement des caisses, suite de ce rétrécissement organique; le diagnostic en fut établi dès la seconde séance. Quant au pronostic, il réclamait, comme on doit bien le penser, une investigation plus approfondie, car, dans tous les cas, bien qu'on constate une lésion des conduits gutturaux, il faut en déterminer la nature, son étendue, ses complications, sa disposition, pour ainsi dire, à céder aux agents thérapeutiques, et enfin à sa prédisposition aux récidives.

L'arrière-bouche de cet enfant était habituellement rouge et tuméfiée; les amygdales dépassaient de *beaucoup les piliers du voile du palais* et jouissaient d'une grande fermeté; la sécrétion des muqueuses buccales était très-abondante, comme chez tous les enfants lymphatiques affectés du même degré d'irritation.

Dans ces sortes d'inflammations qui se communiquent dans l'oreille moyenne, les rechutes sont fréquentes.

C'est ce qui est arrivé plusieurs fois dans le cours du traitement de Peinget. Pendant les premiers mois, si après des efforts réitérés on parvenait à établir un courant d'air dans toute l'oreille moyenne, il survenait un rhume léger, ou si le sang se portait à la tête par suite de contrariétés auxquelles les sourds-muets sont très-disposés, de suite les trompes se rétrécissaient de nouveau, et la diminution de la finesse de l'ouïe en était la conséquence.

Bien que chez le plus grand nombre des individus on trouve la muqueuse pharyngienne rouge, il n'en est pas moins vrai que dans l'état normal elle est, et doit être blanche et parsemée seulement de quelques stries de capillaires sanguins. Lorsqu'elle jouit de cette couleur, elle est fine, lisse, et les piliers du voile du palais sont parfaitement détachés et possèdent une souplesse remarquable. Chez ce jeune sourd-muet, cette membrane était rouge dans toutes ses parties ; sa tuméfaction, son engorgement, se manifestaient par sa rugosité. Les piliers des voiles du palais se remarquaient à peine ; ils paraissaient au niveau des parties voisines ; leurs centres, qui doivent offrir un espace vide, étaient occupés par les amygdales hypertrophiées.

Dans les narines, cette membrane, qui prend le nom de pituitaire, était gênée dans ses fonctions par une tuméfaction habituelle, au point de mettre obstacle à l'excrétion des mucosités et à la libre circulation de l'air pendant l'inspiration, circonstance qui forçait le malade de respirer par la bouche. Pendant le sommeil, cet acte anormal entretenait toujours l'isthme du gosier dans un état d'irritation par l'air froid et humide qui frappait immédiatement ces arrière-parties de la bouche, et par la sécheresse qui en résultait.

Voyons maintenant, dans tous les cas semblables, les modifications que la muqueuse subit dans l'oreille moyenne : ici, la vue ne peut rien nous apprendre, c'est par le tact que l'on peut reconnaître son état sain ou morbide. Mon père a démontré que lorsque la trompe d'Eustachi est saine, on peut la pénétrer, dans les deux tiers internes de son étendue, par une sonde de gomme élastique flexible. On explore son tiers externe et l'intérieur de la caisse par une injection d'air poussée à l'aide de cette sonde. Chez l'enfant qui nous occupe, le bec de l'instrument, introduit à 2 lignes, éprouvait de la résistance et n'arrivait à une, 2 ou 3 lignes plus loin, que par des efforts réitérés et adroitement combinés. L'air lui-même ne frappait la caisse que par des efforts exercés sur le soufflet auriculaire, et cependant ménagés, afin de ne produire aucun accident. Ces expériences prouvaient que cette portion de membrane muqueuse participait à l'état maladif de celle qui tapisse toute l'arrière-bouche; le bruit muqueux de la trompe et de la caisse confirmait ce diagnostic.

D'après ces connaissances, on comprend déjà quel a été le traitetement mis en œuvre; il a consisté en moyens locaux ou directs, tels que la résection des amygdales, les cautérisations et le cathétérisme des trompes, secondé des injections et des douches d'air. Il a fallu plusieurs mois pour arriver à la partie osseuse de la trompe. Nous avons vu rarement des rétrécissements aussi tenaces et sujets à autant de rechutes produites par l'humidité et par les rhumes. Quelques jours suffisaient pour détruire le bien obtenu par tant de peines et de patience! On ne négligeait cependant pas les remèdes dérivatifs et révulsifs; on administrait des purgatifs, et enfin les moyens hygiéniques étaient prescrits et exécutés aussi bien que possible dans la caserne que le malade habitait avec son père.

Malgré tous ces soins, on remarquait toujours une prédisposition à l'afflux du sang vers la tête; cette prédisposition avait non-seulement pour effet d'obstruer l'oreille moyenne, elle déterminait aussi de l'irritabilité dans le caractère.

L'ouïe, mesurée à l'aide d'une montre ordinaire et par les sons élémentaires de la parole, était variable et toujours en rapport avec l'état morbide de l'oreille moyenne, ce qui expliquait le peu de mémoire de notre élève pour les mots même les plus usuels; car on comprend très-bien quels efforts d'intelligence il faut chez une personne qui n'a jamais entendu pour reconnaître les mêmes sons perçus avec plus ou moins d'intensité et doués d'un timbre variable:

voilà la principale cause qui retarde les progrès de la parole chez les sourds-muets en traitement, bien que déjà ils aient obtenu une ouïe fine pour la perception des bruits.

Ce fut dans le mois de septembre de l'année 1848 que mon père vit cet enfant pour la première fois; après la résection des amygdales, le cathétérisme de l'oreille moyenne développa un peu d'ouïe; mais malheureusement la compagnie de vétérans fut envoyée à Coutances; le malade y suivit son père, qui écrivit le 20 février 1850:

« A notre arrivée à Coutances, le 14 décembre, je me suis empressé de faire visiter mon petit garçon qui avait le corps couvert de boutons. Le médecin de l'hôpital a reconnu qu'il était affecté d'un prurigo invétéré. Depuis vingt jours il prend régulièrement deux bains par semaine; aujourd'hui tous ses boutons ont disparu, il ne lui reste plus que quelques taches de rousseur sur le corps; son nez, que vous avez vu si malade, et toujours engorgé, est, comme les autres parties de son corps, entièrement guéri; son oreille droite, qui depuis plus de six mois n'entendait plus la montre, commence à se dégager par moment; quant à la gauche, elle n'avait pas cessé d'entendre la montre. Ce cher enfant me demande à retourner près de vous; il comprend parfaitement que par vos opérations vous lui avez rendu l'ouïe; aussi je me propose de vous voir dans le courant d'avril et de passer un mois près de vous. Je suis persuadé que si ce pauvre garçon n'avait pas été atteint de cette maladie, il serait entièrement guéri. Croyez, monsieur, que je veux apporter dans cette affaire si importante non-seulement la meilleure volonté, mais encore la même persévérance que vous, et j'ai tout lieu d'espérer que vous lui rendrez la parole.

« Agréez, etc.,

« Peinget. »

En septembre de la même année, mon père reçut cette seconde lettre, datée de Dreux :

«Je viens enfin de rentrer à ma nouvelle compagnie à Dreux, en attendant un emploi ou ma retraite, qui me mettra à même de continuer le traitement de mon petit garçon. Je viens d'écrire une demande que je remettrai à M. le général qui doit nous inspecter le 20 de ce mois ; j'espère être placé avec mon enfant en subsistance dans un corps en garnison à Paris. Si cette demande m'est accordée par M. le ministre de la guerre, mon fils sera à votre disposition autant de fois par semaine que vous le jugerez à propos.

« PEINGET. »

M. le général Schramm, qui était alors ministre de la guerre, accueillit cette demande. Cet excellent père et son enfant arrivèrent à Paris le 8 janvier 1851. Le traitement fut repris avec la plus vive activité ; les trompes d'Eustachi furent dilatées, les caisses du tambour engouées se vidèrent dans le pharynx, et l'ouïe se développa au point que le jeune Peinget entendit en peu de jours le battement d'une montre le bras tendu. Le 9 avril, le D$^r$ Pajot fit des expériences sur la finesse de son ouïe, et put apprécier sa prononciation et ses premières connaissances dans la construction des phrases. Dans le courant de l'été, son père, homme d'intelligence et doué d'une grande patience, continua l'éducation de la parole, qui devint facile et même agréable. Il lui faisait apprendre tous les jours quelques phrases, de sorte que tous les mois son répertoire s'augmentait sans trop surcharger sa mémoire.

En 1852, le sergent-major Peinget fut mis à la retraite ; il alla se fixer à Strasbourg. Le 2 octobre, mon père reçut les nouvelles suivantes :

« MONSIEUR,

«Depuis six semaines que j'habite Strasbourg, je me suis consigné dans ma chambre, ainsi que je le faisais à Paris, pour continuer l'éducation de mon petit garçon. Sa prononciation va toujours de mieux en mieux ; sa parole est plus claire, plus coulante, et il l'émet bien plus facilement. Je lui ai fait prendre en arrivant des bains sulfureux, ainsi que vous me l'aviez ordonné, et tous les soirs je le conduis à la promenade, hors les portes de la ville, pour lui faire respirer le grand air. Son nez est entièrement guéri, et la rougeur de ses yeux a entièrement disparu ; son ouïe est restée la même, c'est-à-dire qu'il entend toujours aussi bien qu'à Paris.

« Depuis le 15 septembre, j'ai retiré son frère, âgé de dix-sept ans, de l'École des sourds-muets. Le directeur m'avait proposé de prendre chez lui celui que vous avez traité. Je l'ai remercié, et lui ai dit que j'avais commencé l'œuvre, et que je voulais l'achever à tout prix.

« Depuis quinze jours que ce garçon sourd-muet est avec moi, il apprend à son jeune frère la valeur des mots et lui explique par signes la tournure des phrases ; en sorte que notre chambre est transformée en une école mixte. Quand le jeune a étudié une leçon par signes avec son frère, je la lui fais répéter par la parole. Il a déjà fait des progrès, et j'espère que d'ici à trois mois il soutiendra la conversation. Je me ferai toujours un devoir de vous tenir au courant de mes succès.

« Veuillez agréer, etc.

« PEINGET. »

Strasbourg, le 24 mai 1853.

« MONSIEUR LE DOCTEUR,

« Nous voilà arrivés à la belle saison ; l'ouïe de mon petit garçon est restée la même qu'en partant de Paris. Son instruction va bien ; sa prononciation est claire et tout à fait bonne, surtout depuis deux mois. Je continue de le faire épeler. Je crois que cet exercice est nécessaire pour lui délier la langue, pour l'aider à bien prononcer les mots, et pour lui apprendre l'orthographe.

« J'ai adressé ma lettre à MM. les membres de l'Académie de médecine, pour les convaincre que mon enfant était sourd-muet avant d'avoir suivi mon traitement; je leur ai dit qu'aujourd'hui mon fils entend, lit et parle; je me suis efforcé de leur donner tous les détails sur le traitement et sur les difficultés que j'ai rencontrées pour le faire parler, etc.

« PEINGET. »

## PIÈCES JUSTIFICATIVES.

*1ʳᵉ Division militaire, État-major général.*

Paris, le 11 décembre 1850.

MON GÉNÉRAL,

Le général commandant la 1ʳᵉ division militaire me charge de vous informer que, par décision du 9 de ce mois, le ministre de la guerre autorise la mise en subsistance dans un corps de la garnison de Paris du nommé Peinget, sergent-major à la suite de la 1ʳᵉ compagnie de sous-officiers vétérans, afin de lui permettre d'amener son fils, âgé de neuf ans, et de le faire traiter par le Dʳ Deleau, qui lui a déjà donné gratuitement les premiers soins.

*Le Colonel d'état-major,*

DELALANDE.

Je soussigné, médecin cantonal à la Petite-Pierre, qui ai été chargé du service militaire de la 6ᵉ compagnie de fusiliers-vétérans, certifie que le nommé Dominique Peinget, né le 15 août 1835, fils du sieur Peinget (Jean), sergent-major à ladite compagnie, est sourd-muet, etc.

BOLGER.

La Petite-Pierre, le 29 août 1839.

La pièce suivante prouve l'état de surdi-mutité du frère de celui qui a recouvré l'ouïe.

Le soussigné, directeur de l'Institut des sourds-muets de Strasbourg, certifie qu'au nombre de ses élèves se trouve, depuis environ huit ans, un jeune sourd-muet nommé Peinget (Dominique), fils du sieur Jean Peinget, sergent-major à la suite de la 1<sup>re</sup> compagnie de sous-officiers vétérans, stationnée à Dreux.

Le Directeur de l'institution,

A. JACOUTOT.

Strasbourg, le 25 mars 1851.

---

Le capitaine soussigné, qui a commandé la 4<sup>e</sup> compagnie de sous-officiers vétérans du 18 février 1848 au 21 juin 1850, à Coutances, certifie que le nommé Louis-Auguste Peinget, enfant de troupe audit corps, fils du sieur Peinget, sergent-major à ladite compagnie, était sourd-muet, et que ce sous-officier le faisait traiter à Paris pour cette infirmité. Cet enfant n'a pu être reçu dans aucune école, à cause de son infirmité.

ADAM.

Paris, le 1<sup>er</sup> avril 1851.

---

Enfin cette dernière lettre, de M. le directeur des sourds-muets de Paris, prouve qu'il avait reconnu l'infirmité du jeune Peinget.

Institut national des Sourds-Muets de Paris.

Paris, le 1<sup>er</sup> octobre 1851.

MONSIEUR,

J'ai l'honneur de vous informer que, par décision de M. le ministre de l'intérieur, en date du 19 septembre dernier, il a été accordé à votre fils, Louis Peinget, une place d'élève à bourse entière du gouvernement dans cette institution, dont il devra avoir pris possession pour le 15 octobre prochain, jour de la rentrée des classes, et avant le 30 octobre suivant, sous peine de déchéance.

Je vous invite, en conséquence, à faire les dispositions nécessaires pour que
l'enfant soit rendu à l'établissement dans ce délai de rigueur ; faute de quoi, il
sera pourvu à son remplacement.

*Le Directeur suppléant,*

**CAINE.**

CONCLUSIONS.

De l'ensemble de cet écrit, des faits que j'ai rapportés, et des considérations générales applicables au traitement des sourds-muets, je
crois devoir conclure :

1° Que contrairement à ce qu'on a avancé dans certains écrits, il
est facile d'explorer l'oreille moyenne chez les jeunes sourds-muets.

2° Que plusieurs de ces infortunés présentent des lésions curables
de cette partie délicate de l'organe de l'ouïe.

3° Que l'efficacité du mode de traitement que mon père a introduit dans la pratique auriculaire est hors de toute contestation.

4° Qu'il est toujours d'une grande difficulté d'attirer l'attention
des sourds-muets sur l'organe de l'ouïe, malgré le développement de
cette fonction, ce qui implique la nécessité d'un mode particulier
d'éducation orale.

5° Enfin que le traitement des sourds-muets qui en sont susceptibles, et leur éducation auriculaire et orale, ne peuvent se faire
d'une manière efficace que par des personnes dévouées, intelli-
gentes, et douées d'une grande patience.